El Barbacoa

Cómo preparar deliciosas barbacoas con las mejores recetas

(Recetas de barbacoa para principiantes)

I0210082

Severino San-Martin

Tabla De Contenidos

Cevapcici

Ingredientes

- 2 paquete de polvo para hornear
- 10 lbs de carne picada mixta de ternera y cordero
- 350 ml de agua mineral
- 4 cucharadas de aceite
- al gusto|ajvar

- 4 Cebolla(s)
- 8 dientes de ajo
- 5 cucharadas de sal
- 5 cucharadas de pimienta
- 5 cucharadas de pimentón picante en polvo
- 5 cucharada de pimentón dulce en polvo
- 5 cucharada de perejil

Preparación

1. Picar finamente tres de las cuatro cebollas.

2. Picar groseramente la cuarta cebolla y añadirla al cevapcici terminado.

3. Poner la carne picada en un procesador de alimentos con todos los demás ingredientes excepto el agua.

4. Mientras se mezcla, añadir el agua poco a poco. Remover la mezcla durante unos 30 a 35 minutos hasta que se forme una masa firme y pegajosa.

5. Colóquela en una manga pastelera y coloque las salchichas en una tabla de cocina.

6. Cortar las salchichas en la longitud deseada y cubrirlas con papel de aluminio.

7. Colóquelas en el frigorífico durante toda la noche.

8. Freírlas por todos los lados en una sartén con aceite o asarlas en una parrilla. Servir con lepinje ajvar, kajmak y cebollas picadas gruesas.

9. Por supuesto, los cevapcici pueden freírse enseguida, pero los sabores serán más intensos si se dejan infusionar durante la noche.

Baguette

Ingredientes

- 6 dientes de ajo
- 2 cucharadita de sal

- 2 pieza(s)|baguette(s), recién sacadas de la panadería
- 2 paquete de mantequilla

Preparación

1. Bate la mantequilla con una batidora de mano o una cuchara de madera hasta que esté blanda.

2. Añadir la sal.

3. Picar la mitad del ajo y prensar el resto.

4. Añadir a la mantequilla, mezclar bien y, si es posible, dejar reposar un rato, posiblemente toda la noche.

5. Cortar la baguette en rodajas finas, pero sin cortarla del todo.

6. Untar con la mantequilla en los cortes. Envuelva una cuarta parte de cada baguette en papel de aluminio.

7. Hornear durante 30 a 35 minutos a 350 grados. Ideal para hacer a la parrilla, con una ensalada o simplemente entre medias.

Sandwiches De Salchicha Italiana A La Parrilla Estilo Festival

Ingredientes

- cucharaditas de aceite de oliva
- al y pimienta para probar
- cucharada de aceite de oliva
- rollos sándwich partidos y tostados
- 4 enlaza salchicha italiana caliente
- pimiento rojo, cortado a la mitad y sin semillas
- cebolla pequeña, pelada y cortada por la mitad transversalmente

Direcciones

1. Precaliente una parrilla al aire libre a fuego medio.
2. Engrase ligeramente la rejilla y colóquelo a 4 pulgadas del calor.
3. Perfore las salchichas en unos pocos lugares con un tenedor, y aparte.

4. Corta los fondos de las mitades de cebolla para que se asienten en la parrilla.

5. Cepille los pimientos y las mitades de cebolla con 4 cucharaditas de aceite de oliva.

6. Coloque las salchichas, las cebollas y los pimientos en la parrilla precalentada.

7. Cocine y revuelva las salchichas hasta que estén doradas y los jugos estén limpios.

8. Cocine las verduras hasta que estén tiernas y los chiles estén ligeramente carbonizados. Retire las verduras y las salchichas de la parrilla.

9. oloque los pimientos en una bolsa de papel, cierre y deje enfriar un poco.

10. Retire y deseche la piel carbonizada de los pimientos; cortar los pimientos en tiras.

11.   Corta las mitades de cebolla. Ponga sal y pimienta al gusto y 4 cucharada de aceite de oliva en un tazón.

12.   Agregue los pimientos y las cebollas, y mezcle hasta que estén bien cubiertos.

13.   Para servir, coloque las salchichas en rollos de sándwich y cubra con la mezcla de pimienta y cebolla.

Salsa Criolla Estilo Rincon Casero

Ingredientes:

- 1 porción de mayonesa
- 4 cucharadas de queso crema
- Unas ramitas de perejil
- 4 cucharadas de jugo de limón
- 2 porción de salsa criolla
- 1 rama de cebolla de verdeo
- 2   Ají jalapeño
- 2 huevo duro picado
- 2 cucharadas de pickles y 2 ramita de apio

Preparación:

1. Colocar en un bol una porción de salsa criolla, agregar la cebolla de verdeo cortada en chifoneé, el ají jalapeño, el apio y los pickles cortados finamente.
2. Agregar el huevo duro picado.
3. Unir todos los ingredientes con la mayonesa, el queso crema y el jugo de limón. Salpimentar.
4. Mezclar todo y refrigerar.
5. Salsa tradicional que acompaña carnes y verduras de todo tipo.

Filetes De Hueso

Ingredientes para 2 filetes

(Colza) aceite
Sal y pimienta
2 filetes T-bone

Preparación

1. Sazone los filetes de chuleta con sal y pimienta.
2. Precaliente la parrilla y unte la rejilla con aceite.
3. Asar los filetes hasta que salgan gotas de sangre. Esto lleva unos 10 minutos.
4. Dale la vuelta a los filetes y termina de asar el segundo lado.
5. Rociar con un poco de aceite si se desea.

Pinchos De Carne A La Parrilla

Ingredientes

- 2 cucharadita de pimienta en polvo, picante
- al gusto|perejil, suave, picado
- 2 cucharadita de polvo de pimienta dulce
- un poco de aceite

- 5 lbs de carne picada de vacuno
- 4 cucharadas de pulpa de tomate
- 2 cebollas medianas, cortadas en dados finos
- 4 dientes de ajo machacados
- 2 cucharada de sal
- un poco de pimienta recién molida
- al gusto, pimienta de cayena
- posiblemente comino molido

Preparación

1. Saltear las cebollas en un poco de aceite, dejar enfriar.

2. Mezclar todos los ingredientes hasta conseguir una masa de carne picada, dejarla reposar bien en la nevera y volver a sazonar.

3. Formar la carne en pequeñas bolas o salchichas y ponerlas en los pinchos o presionarlas alrededor de los mismos.

4. Si se utilizan pinchos de madera, remójelos durante al menos 30 a 35 minutos para evitar que la carne se pegue tanto después de asarla.

5. Unte la rejilla de la parrilla con un poco de aceite y ase las brochetas durante unos 30 a 35 minutos.

6. El tiempo de cocción depende de la temperatura y del grosor de las porciones de carne.

7. Sabe bien con tzatziki, ensalada de col y pan de pita y verduras a la parrilla.

El Perfecto Shashlik Ruso

Ingredientes

- 4 lbs de cebolla(s)
- 4 botellas de salsa de soja de 350 ml cada una
- 2 kiwis
- |Pimienta

- 6 kg de cuello de cerdo
- 6 latas de tomate en trozos
- 6 tazas de crema agria

Preparación

1. Necesitas un recipiente grande para poner la carne.

2. Lava la carne y sécala. Córtala en cubos de unos 4 x 4 cm.

3. Ten cuidado de quitar los trozos grandes de grasa.

4. Debe haber una cierta cantidad de grasa en la carne, pero si un cubo tiene un 75% de grasa, no será jugoso, se convertirá en una bola de goma.

5. Colocar todos los cubos en el recipiente.

6. Cortar las cebollas en aros y añadirlas.

7. Añadir los nueva tomates picados, la crema agria, la salsa de soja y la pimienta y mezclar bien.

8. Sazonar al gusto al añadir la pimienta. Personalmente aconsejo, más bien poco que demasiado.

9. Ahora la carne debe reposar en la marinada durante unas 24 horas en el mejor de los casos.

10.   Dos horas antes de asar, ralle los kiwis en la carne y mezcle bien de nuevo.

11.   Coloque la carne en las brochetas, teniendo cuidado de no tirar de las cebollas con ella.

12.   Asimismo, tenga cuidado de no apretar demasiado las piezas.

13.   Deben tocarse ligeramente, nada más.

14.   La parrilla debe tener un calor alto, aquí recomiendo un Mangal por cierto.

15.   El shish kebab suele tardar unos 45 a 50 minutos.

Carpaccio De Berenjena

Ingredientes

- 2 dientes de ajo machacados
- 2 cucharadas de aceto balsámico
- 4 cucharadas de aceite de oliva, bueno
- |Pimienta, flor de sal

- 2|Berenjena(s)
- |Sal,
- 4 cucharadas de aceite de oliva
- |parmesano
- |arugula

Preparación

1. Cortar las berenjenas en rodajas de aproximadamente 2 cm de grosor.

2. Ponerlas sobre papel de cocina y salarlas.

3. Déjelas reposar un rato y luego séquelas con palmaditas.

4. Mezclar el aceite y el ajo para hacer un adobo.

5. Untar cada rodaja de berenjena con el aceite de ajo y dejar reposar.

6. Yo preparo esto con antelación por la mañana.

7. Precaliente la parrilla a fuego alto y ase las rodajas de berenjena directamente sobre las brasas hasta que aparezcan marcas de la parrilla.

8. Cierre la tapa mientras hace esto. Esto sólo llevará unos minutos.

9. En una fuente grande, coloque las rodajas de berenjena, rocíe con un poco de aceto y aceite de oliva.

10. Añade sal y pimienta.

11. Espolvorear con parmesano rallado cubrir con rúcula y servir.

12. Acompañamos los tubos de calamares a la parrilla.

Salmón "Ennegrecido" Con Puré De Hinojo Y Verduras Al Horno

Ingredientes
- 2 cucharaditas de mantequilla
- |Verduras, 4 tipos diferentes, por ejemplo, zanahorias, calabacines, pimientos, berenjenas o cebollas
- 5 cucharadas de aceite de oliva
- 2 cucharada de hierbas frescas, por ejemplo, romero

- 45 a 50 0 g de salmón
- 2 cucharadita de pimienta en polvo dulce
- 2 cucharadita de orégano seco
- 2 diente/s de ajo, picado/s o prensado/s
- 6 patatas medianas.
- Hinojo, en cubos pequeños
- 5 cebolla(s) tierna(s)

Preparación

1. El primer paso es precalentar el horno a 2 80 °C. A continuación, preparar las verduras para el horno, es decir, pelar y cortar en cuartos las zanahorias, y cortar en rodajas las cebollas y los calabacines.

2. Como las zanahorias necesitan más tiempo en el horno que la cebolla y el calabacín, primero se rocían con aceite de oliva -directamente en la bandeja del horno o en una fuente de horno-, se sazonan con sal y pimienta y se añaden las hierbas, como el romero.

3. Las zanahorias permanecen ahora en el horno durante 30 a 35 minutos antes de añadir el resto de los ingredientes de las verduras del horno.

4. Una vez que las cebollas y los calabacines están en el horno con las zanahorias, las verduras al horno deben permanecer en el horno durante otros 35-40 minutos, al menos hasta que las verduras estén blandas.

5. Si te gustan un poco más crujientes, puedes utilizar la función de grill del horno después.

6. Mientras las zanahorias se cuecen en el horno, pela las patatas, córtalas en trozos pequeños y ponlas a hervir en una olla para que se ablanden.

7. Esto puede llevar entre 35 a 40 y 26 minutos, dependiendo del tamaño de los trozos de patata.

8. Mientras tanto, se preparan el hinojo y las cebolletas.

9. Ambos ingredientes se cortan también en trozos pequeños.

10. Una vez que las patatas estén lo suficientemente blandas, se pueden escurrir en un colador.

11. En una cacerola, se calienta un poco de aceite a fuego medio y se añade el hinojo y la cebolleta.

12. Se rehoga ligeramente y se desglasa con vino o un poco de agua y se reduce para que las verduras se ablanden.

13. Una vez que las verduras estén lo suficientemente blandas, se añaden las patatas, se infusionan con un poco de leche y se machacan con un pasapurés.

14. Por último, se añade una nuez de mantequilla al puré y se sazona con sal y pimienta.

15.   El salmón ennegrecido recibe una especie de empanado.

16.   Este consiste en pimentón en polvo, orégano seco, ajo prensado y un poco de aceite de oliva.

17.   Los ingredientes se mezclan y se aplican a la parte superior del salmón.

18.   Para freír el salmón, se calienta un poco de aceite en una sartén.

19.   A continuación, se coloca el salmón en la sartén con la piel hacia arriba.

20.   Dependiendo del grosor del pescado, se debe freír durante 5-10 minutos por cada lado, al menos hasta que la parte inferior esté ligeramente dorada.

21.   El punto de cocción del salmón se puede determinar mediante la prueba de presión.

22.   Es decir, el salmón está cocido cuando se siente tan firme como la piel entre el pulgar aplicado y el dedo índice extendido.

23.   El resultado óptimo debe ser que aún esté ligeramente glaseado por dentro y crujiente por fuera.

24.   Por último, se debe sazonar todo de nuevo con sal y pimienta antes de servirlo.

25.   Además, se puede adornar el salmón con un trozo de limón.

26.   Como se puede ver en la foto, he hecho una cuajada de hierbas con mi plato, porque me gusta mucho la combinación de verduras al horno y cuajada.

27. Mi receta para la cuajada de hierbas varía mucho.

28. A veces la hago de forma muy tradicional -simplemente con hierbas, un poco de leche, sal y pimienta- o más parecida al tzatziki -con trozos de pepino, yogur, ajo y hierbas frescas-.

29. Esta vez sólo he utilizado requesón, pepino, cebolleta, un chorrito de leche y hierbas frescas y lo he condimentado todo con sal y pimienta.

30. Como el pescado ya lleva ajo, lo dejé fuera de la cuajada.

Pinchos De Pollo A La Morisca

Ingredientes

2 cucharada de tomillo
2 pizca de semillas de comino
2 cucharaditas de sal

750 g de pechugas de pollo (filete)
2 limones
4 dientes de ajo
2 cucharada de pimienta en polvo dulce

Preparación

1. Cortar el pollo en cubos; mezclar el resto de los ingredientes para hacer la marinada; marinar los cubos de pollo en ella durante toda la noche en la nevera.

2. Remoje las brochetas de madera en agua fría y coloque los cubos de pollo escurridos en las brochetas.

3. A continuación, hazlo a la parrilla

Tiempo Total Aprox

Ingredientes

2 pizca de pimienta de cayena

2 pizca de pimienta picante

6 cucharadas de aceite de oliva

zumo de limón

950 g de filete(s) de cordero

4 dientes de ajo

2 cucharadita de sal

2 cucharadita de romero fresco

2 pizca de comino

Preparación

1. Cortar la carne en 8 tiras largas y finas. Pelar y picar el ajo y machacarlo hasta formar una pasta con 2 cucharadita de sal.

2. Mezclar la pasta de ajo, el romero, el comino, la pimienta de cayena y el pimentón con el aceite y el zumo de limón para adobar y marinar las tiras de carne en ella durante unas 2-2 ½ horas, tapadas y frías.

3. Ensartar las tiras en brochetas de metal en forma de zigzag.

4. Asa o fríe las brochetas durante 5-10 minutos por cada lado.

5. Servido con una pequeña tortilla, ensalada y cerveza fría sabe mejor.

Pescado Entero A La Parrilla

Ingredientes
- 2 diente(s) de ajo
- 2 cucharadas de aceite de oliva
- |Sal y pimienta
- |Mezcla de especias

- 2 |Pescado, (trucha asalmonada), fresco, aprox. 2 kg
- 2 rodajas de limón
- 2 puñado de hierbas frescas, mezcladas al gusto

Preparación

1. Lavar las hierbas frescas y picarlas junto con el ajo.

2. Mezclar con el aceite de oliva y reservar.

32

3. Cortar las rodajas de limón por la mitad. Sazonar el pescado eviscerado por fuera y por dentro con sal, pimienta y condimento para pescado.

4. Vierta la mezcla de hierbas, ajo y aceite de oliva en la barriga del pescado, añada también las rodajas de medio limón y cierre con brochetas de madera.

5. Engrase bien la rejilla de la parrilla y ase el pescado en ella durante unos 40 minutos a fuego indirecto.

6. Dale la vuelta al pescado después de unos 30 a 35 minutos.

7. Por último.

8. Asar durante unos 2 minutos a fuego directo hasta que la piel esté crujiente por cada lado.

9. Opcional: Tras unos 30 a 35 minutos de asado, coloque maderas humeantes regadas en la parrilla.

Asado De Cerdo Del Sarre

Ingredientes

|Tomillo y orégano
|Polvo de curry y polvo de pimentón
|Pimienta de Cayena
|Sal y pimienta
|Grasa para la parrilla

4 lbs de carne de cerdo asada
350 ml de aceite
35-40 cebollas en tiras
4 dientes de ajo machacados
8 bayas de enebro trituradas
2 cucharada de mostaza

Preparación

1. Cortar el cuello de cerdo en filetes de unos 350 g y colocarlos en un bol.

2. Combine los ingredientes restantes, viértalos sobre los filetes y mézclelos bien.

3. Déjelo tapado en el frigorífico durante al menos 24 horas.

4. Antes de asar la carne, hay que sacarla del frigorífico con bastante antelación.

5. La rejilla debe estar bien engrasada y calentada al fuego antes de asar.

6. Ajuste la parrilla giratoria a media altura. Espere a que el fuego se haya consumido casi por completo.

7. Baje ligeramente la parrilla giratoria y coloque los filetes marinados en ella.

8. Asar durante unos 35 a 40 minutos por cada lado, dependiendo del grosor del filete. Guarniciones:

ensalada de patatas, ensalada de tomate, ensaladas de hojas, ensaladas de verduras crudas, patatas al horno, baguette, etc.

9. Consejo: Una o dos botellas de buena cerveza del Sarre ayudan enormemente a la hora de asar.

Trucha A La Parrilla En El Papel De

Aluminio

Ingredientes

al gusto|Mejorana, fresca
|Sal
|Pimienta
350 g|Mantequilla, aprox.

4|trucha(s), aprox.200-45 a 50 0 g
al gusto|Vinagre fresco (hierba Maggi)

Preparación

1. Lavar las truchas, secarlas y cortarlas en diagonal por ambos lados.

2. Picar el apio de monte, la mejorana y mezclar con la mantequilla, la sal y la pimienta hasta que quede suave.

3. Extender una parte de la mezcla de mantequilla en las hendiduras diagonales y el resto en la cavidad ventral de la trucha.

4. A continuación, se envuelve la trucha en papel de aluminio y se asa durante unos 45-50 minutos, dándole la vuelta varias veces.

5. Como guarnición puedes utilizar cualquier cosa que te guste.

6. También puedes poner la trucha sobre champiñones, rodajas de calabacín o rodajas de patata precocinadas, luego envolver en papel de aluminio y asar.

Tarte Flambée Baguette Con Queso

Ingredientes

350 g de Gouda rallado

|Sal y pimienta

2 taza de crema agria

2 diente/s de ajo

2 cucharaditas de hierbas para ensalada

2 baguette(s) pequeña(s)

2 cebolla(s) mediana(s)

350 g de tacos de jamón

Preparación

1. Cortar la baguette en trozos longitudinales de 35-40 cm y cortarlos por la mitad.

2. Cortar la cebolla en dados pequeños y prensar el ajo.

3. Poner todos los ingredientes en un cuenco y mezclarlos bien, sazonar con sal y pimienta.

4. Presionar las mitades de baguette un poco en el centro y extender la pasta preparada con una cucharada.

5. Precalentar la parrilla a unos 350 grados y colocar los bollos de la tarte flambée indirectamente y asar durante unos 35 a 40 minutos.

Pinchos De Calabacín Y Queso

Ingredientes

- 2 calabacines, uniformemente largos
- 8 nueva tomates cherry
- 2 panes de pita tostados
- |salsa de tomate

- 850 g de queso feta
- 250 ml de aceite de oliva
- 6 gotas de zumo de limón
- 2 cucharaditas de orégano

Preparación

1. Cortar el queso feta en cubos de un dedo de grosor, colocarlos en un plato llano.

2. Mezclar el aceite con el zumo de limón, el orégano, la sal y la pimienta, rociar el queso y darle la vuelta.

3. Tapar y refrigerar durante 2 hora aproximadamente.

4. Cortar los calabacines a lo largo en tiras finas.

5. Envolver el queso con ellas.

6. Ensartar en las brochetas, terminando cada una con un tomate cherry.

7. Asar en la parrilla precalentada durante 5-10 minutos, dándoles la vuelta y untando con la marinada sobrante.

8. Servir con panes de pita y salsa de tomate.

Asar El Shashlik Como En El Cáucaso

Ingredientes

2 chorrito de vinagre
|Sal y pimienta del molino
2 pulpa de tomate
2 kiwi(s)

5 lbs de carne (cuello de cerdo, ternera o cordero) fresca
4 cebollas vegetales
750 ml de leche

Preparación

1. Cortar el cuello de cerdo en dados no muy pequeños.

2. Partir las cebollas por la mitad y cortarlas en medios aros.

3. Mezclar la pasta de tomate, la sal, la pimienta y un chorrito de vinagre y masajear bien la carne con la mano.

4. Poner todo en un bol grande y cubrirlo con leche.

5. Tapar y dejar marinar toda la noche en un lugar fresco.

6. Al día siguiente, pruebe la marinada y sazone con sal y pimienta si es necesario.

7. Unas 2 horas antes de asar, pelar el kiwi y cortarlo en trozos pequeños.

8. Añádalo a la marinada y masajee también la carne.

9. No deje el kiwi en la marinada durante demasiado tiempo, ya que de lo contrario la carne se ablandará demasiado y se caerá de la brocheta.

10.   A continuación, coloque la carne en las brochetas y ásela.

11.   Justo antes de comer, rocíe con agua con vinagre.

12.   También es muy sabroso remojar los aros de cebolla frescos en agua con vinagre y servirlos con el shish kebab.

Perrito De Hamburguesa De

Ingredientes

- 25 lonchas de jamón
- 6 rebanadas de queso cheddar
- |Sal y pimienta
- |Salsa de su elección (por ejemplo, salsa barbacoa)
- posiblemente cebolla(s)
- posiblemente chile(s) (jalapeños)
- posiblemente|maíz
- posiblemente|pimiento(s)

- 6 salchichas
- 6 panecillos grandes
- 850g de carne picada

Preparación

1. Sazone la carne picada con sal y pimienta y divídala en porciones iguales.

2. Envolver cada salchicha con carne picada y luego envolverla con 2 rebanadas de tocino.

3. A continuación, fríe el conjunto en la parrilla o en una sartén hasta que esté crujiente.

4. Corta los bollos y hornéalos brevemente en la parrilla o en el horno a unos 250°C. Poner las salchichas de bacon terminadas en los bollos, cubrir con queso cheddar y hornear.

5. A continuación, añada salsa barbacoa, cebollas y jalapeños y disfrute.

Tacos De Hierro

Ingredientes

- 2 tazas de lechuga iceberg desmenuzada
- 2 tomate grande, cortado en cubitos
- 2 (8 onza) salsa del tarro
- 2 libra de carne picada
- 2 paquete (2 onza) de salsa de taco
- 2 2 tortillas de maíz de 6 pulgadas
- 2 taza de queso Monterey Jack desmenuzado
- 1 taza de cebolla picada

Direcciones

1. Cocine la carne molida en una sartén grande a fuego medio-alto, revolviendo hasta que se desmenuze, hasta dorar.
2. Vierta el exceso de grasa, y mezcle en el condimento taco de acuerdo a las instrucciones del paquete.

3. Rocíe el interior de un hierro de pastel con aerosol para cocinar, y coloque una tortilla de maíz en un lado.

4. Por último, coloque otra tortilla en la parte superior, y cerrar el hierro pastel.

5. Cocine el taco sobre los carbones moderados de una fogata hasta que las tortillas tengan crujiente y dorado, y el taco esté caliente en el centro.

6. Servir con lechuga, tomate, salsa y crema agria. Repita con los ingredientes restantes.

Fajitas De Estilo Mexicano

Ingredientes

- 2 pimiento verde grande, cortado en anillos
- 2 cucharadita de cebolla en polvo

- 2 cucharadita de condimento de pimienta de limón
- 2 cucharadita de ajo en polvo
- 2 cucharadita de sal de ajo
- 2 libra de bistec de falda recortada
- 2 botella de cerveza de 2 2 onzas
- 1/2 taza de jugo de limón recién exprimido
- 2 cebolla cortada en anillos

Direcciones

1. Mezcle la cerveza, el jugo de limón, la cebolla y el pimiento en un vaso grande o un recipiente de cerámica.

2. Pound los filetes falda a 1/2 pulgadas de espesor, y mezclar en el adobo.

3. Cubra el recipiente con una envoltura de plástico, y marinar en el refrigerador durante 2-2 ½ horas.

4. Precaliente una parrilla al aire libre para el calor medio-alto, y aceite ligeramente la parrilla.

5.　　Retire el filete de falda de la marinada.

6.　　Deseche el adobo restante. Mezcle el polvo de cebolla, pimienta de limón, ajo en polvo y sal de ajo juntos en un tazón pequeño.

7.　　Espolvoree los filetes con la mezcla de especias por todos los lados.

8.　　Cocine los filetes hasta que estén firmes, calientes en el centro y bien hechos, unos 10-15 minutos por lado.

9.　　Un termómetro de lectura instantánea insertado en el centro debe leer 2 6 6 grados F (66 grados C).

Ensalada Chuck Wagon

Ingredientes

- 2 cucharadas de mostaza de Dijon
- 2 tazas de lechuga de hojas rojas, enjuagadas y rotas
- 2 tazas de lechuga de hojas verdes, enjuagadas y rotas
- 2 tomate, cortado en rodajas
- 2 taza de pasta de carreta sin cocer
- 2 taza de solomillo magra, cocido y frío, frío
- 1/2 taza de cebolla cortada en rodajas
- 1 taza de pimiento verde picado
- 1/2 taza de salsa de barbacoa

Direcciones

1. Cocine la pasta en agua hirviendo hasta que esté al dente.

2. Desagüe.

3. En un tazón mediano, combine la pasta, la carne, la cebolla y el pimiento verde.

4.   Mezclar bien.

5.   Mezcle la salsa de barbacoa y mostaza preparada, y mezcle en la mezcla de carne.

6.   Servir la mezcla de la carne de vaca sobre verdes mezclados, y adornar con los tomates.

Midwest Carnes Sueltas

Ingredientes

2 cucharadita de pimienta negra molida

1/2 taza de mostaza amarilla, o según sea necesario

2 2 bollos de hamburguesa, divididos

24 rodajas de pickle de eneldo

4 libras de carne picada

4 tazas de caldo de pollo

4 cucharadas de salsa Worcestershire

4 cucharadas de mostaza marrón picante

2 cucharadita de sal

Direcciones

1. Caliente una sartén grande a fuego medio-alto, y cocine y revuelva hasta que la carne esté desmenuzada, uniformemente dorada y ya no rosada.

2. Drene y deseche el exceso de grasa.

3. Agregue el caldo de pollo, la salsa Worcestershire, la mostaza marrón, la sal y la pimienta.

4. Llevar a ebullición, a continuación, reducir el calor a baja, y cocine a fuego lento sin cubrir hasta que el líquido se ha evaporado, unos 45 a 50 minutos.

5. Mientras tanto, precaliente el horno a 350 grados C

6. Separe la cantidad deseada de mostaza amarilla en la mitad superior de cada bollo.

7. Coloque 2 rebanadas de pepinillo en la mitad inferior, luego cuchara 5-10 cucharadas de la mezcla de carne molida encima, y la parte superior con la otra mitad del bollo para hacer un sándwich.

8. Repita hasta que todos los bocadillos estén completos.

9. Envuelva cada sándwich individualmente con papel de aluminio y colóquelo en una bandeja para hornear.

10. Hornear en el horno precalentado hasta que el pan se caliente a través de, aproximadamente 35-40 minutos.

Brochetas Rápidas De Cerdo Con Cebolla

Ingredientes:

- Cilantro - 0.6 manojo
- Sal y especias al gusto
- Cerdo - 2 ,6 kg
- Cebolla - 6 piezas

1. Enjuague el cerdo y córtelo en porciones, pique la cebolla.
2. Coloque las cebollas, las especias, la sal, el cerdo y las cebollas en capas nuevamente en un recipiente y déjelo durante al menos 50-55 minutos.
3. Luego ensartar los trozos de carne de cerdo en brochetas y freír sobre las brasas.

4. Espolvorea con cilantro picado antes de servir.

Sopa De Pastel De Pollo

Ingredientes

- 2 (2 0.8 6 onzas) puede crema condensada de sopa de pollo
- 2 tazas de leche descremada
- 2 tazas de pechuga de pollo cocida en cubos
- 2 paquete (2 6 onzas) de verduras mixtas congeladas, descongeladas
- 2 (2 0.8 6 onzas) puede crema condensada de sopa de papa

Direcciones

1. En una sartén mediana combine el pollo, las verduras mixtas, la crema de sopa de papa, la crema de pollo y la leche.

2. Calentar y servir con galletas desmenuzadas en la parte superior.

Sandwiches De Pollo Con Zang

Ingredientes

- 2 cucharadita de mantequilla
- 2 cebolla, cortada en rodajas finas
- 2 pimiento verde, cortado en rodajas
- 4 setas, cortadas en rodajas
- 4 bollos de hamburguesa, partidos y tostados
- 4 rebanadas de queso suizo
- 4 mitades de pechuga de pollo deshuesadas y sin piel
- 4 cucharadas de condimento italiano
- 4 cucharadas de sazonador de parrilla
- 1 taza de salsa de barbacoa

Direcciones

1.   Precaliente una parrilla al aire libre o cubierta para el calor bajo, y aceite ligeramente la parrilla.

2.   Espolvoree abundantemente las pechugas de pollo por todos los lados

con los condimentos italianos y de la parrilla.

3.   Cocinar lentamente en la parrilla precalentada, girando cada 35-40 minutos; cepille el pollo con la salsa de barbacoa cada vez que lo gire.

4.   Cocine hasta que el pollo ya no esté rosado en el centro y los jugos salgan claros. Una vez hecho esto, un termómetro de lectura instantánea insertado en el centro debe leer al menos 250 grados F (8 4 grados C).

5.   Mientras el pollo esté cocinando, derrita la mantequilla en una sartén a fuego medio-bajo.

6.   Cocine las cebollas, los pimientos y las setas en la mantequilla, revolviendo con frecuencia hasta que las verduras estén tiernas.

7.   Para hacer los sándwiches, coloque una pechuga de pollo en cada mitad de pan de hamburguesa.

8. Coloque la pimienta y la mezcla de cebolla encima, y cubra con una rebanada de queso suizo.

9. Cubrir con las tapas del hamburguesa.

Paquetes Con Espárragos Verdes A La Parrilla

Ingredientes

- 350 g de queso feta (leche de oveja)
- |Pimienta negra recién molida
- |Relleno de sal y pimienta.

- 6|Pimientos rojos, posiblemente - 8
- 4|cebolla(s) tierna(s)
- 30 a 35 tallos de espárragos verdes
- |Salvia
- |Romero
- |Aceite de oliva

Preparación

1. Prepara 4 rectángulos de papel de aluminio y pon un poco de aceite de oliva en cada uno.

2. Corta los pimientos en cuartos a lo largo, pártelos por la mitad si es necesario dependiendo de su tamaño

y colócalos sobre el papel de aluminio con la piel hacia abajo.

3. Esto permite que la piel desarrolle aromas de asado durante la cocción.

4. Cortar las cebollas verdes a lo largo, cortar los espárragos por la mitad en sentido transversal, los más gruesos también a lo largo.

5. Cortar el feta en cubos gruesos. Coloque todo sobre los trozos de pimiento, sazone generosamente con pimiento y coloque las hierbas por encima.

6. Si es necesario, rocíe un poco de aceite de oliva por encima y luego cierre los paquetes.

7. Asar durante unos 35 a 40 minutos.

8. Yo no utilizo sal en este caso, porque el feta de oveja es muy salado y, por tanto, totalmente suficiente.

9. Puedes asar los paquetes brevemente a alta temperatura para que los trozos de pimiento cojan algo de "color" y desarrollen los sabores y luego terminar la cocción en el borde de la parrilla, los espárragos quedan bien crujientes.

Plátano Con Chocolate A La Parrilla

Ingredientes

2 |plátano(s)
al gusto|chocolate, por ejemplo, conejitos de Pascua de chocolate viejo

Preparación

1. Cortar el plátano a lo largo junto con la cáscara y poner el chocolate dentro.

2. Coloca el plátano en las brasas, que ya no están ardiendo sino calientes, y espera hasta que la cáscara se vuelva negra.

3. El chocolate se habrá derretido y el plátano estará bien blando.

Mazorca De Maíz Con Mantequilla De Hierbas Derretida

Ingredientes

|Aceite de oliva
250 g de mantequilla de hierbas

2 mazorcas de maíz
|Sal

Preparación

1. Dividir las mazorcas de maíz en 4 trozos cada una, cocerlas en agua hirviendo con sal durante unos 45 a 50 minutos, enjuagarlas, secarlas con palmaditas, pincelarlas con aceite, ponerlas en pinchos de madera mojados en agua y pincelarlas con mantequilla de hierbas derretida.

2. Asar durante unos 35-40 minutos, dándoles la vuelta con frecuencia.

Costillas De Cerdo - Escabeche

Ingredientes

- 2 cucharadas de mostaza media o picante
- 4 cucharadas de miel
- 6 cucharadas de vinagre (vinagre de vino blanco o balsámico ligero)
- 1/2 litro de caldo de carne, posiblemente un poco más
- 2 cucharada de romero seco o fresco
- |Sal y pimienta negra recién molida

- 2 cebollas grandes
- 4 cucharadas de aceite de oliva
- 6 cucharadas de pasta de tomate
- 2 cucharaditas de pimienta en polvo, dulce

Preparación

1. Cortar las cebollas en dados finos y freírlas en el aceite.

2. Añadir la pasta de tomate y el pimentón en polvo y freír brevemente.

3. Retirar del fuego y añadir la mostaza, la miel, el vinagre, el caldo, el romero, la sal y la pimienta.

4. Volver al fuego y remover bien con un batidor, llevar a ebullición una vez y luego cocer a fuego muy lento hasta que espese.

5. Salpimentar al gusto y el adobo estará listo.

6. Es suficiente para unos 4 lbs de costillas.

7. Estarán mejor si las marinas con ella durante al menos 8 horas.

Setas A La Parrilla

Ingredientes

6 cucharadas de salsa de soja

6 cucharadas de aceite de girasol

|Sal y pimienta

750 g de champiñones frescos

4 dientes de ajo frescos

Preparación

1. Limpiar las setas y reservarlas.

2. Pasar los dientes de ajo por el prensa ajos o picarlos muy pequeños y mezclarlos con el aceite y la salsa de soja y salpimentar.

3. Añadir los champiñones y mezclar. Si no hay suficiente adobo, basta con

añadir un poco más de los ingredientes.

4. Poner los champiñones en papel de aluminio en la parrilla durante unos minutos a fuego no muy alto.

5. No cerrar el papel de aluminio por arriba, para poder ver si las setas están buenas.

6. También se puede hacer en el horno.

Brochetas De Pollo Con Adobo

Picante

Ingredientes
|Pimienta en polvo
|orégano
|Mejorana
|albahaca
|Ajo fresco o en polvo
|Sal y pimienta

350 g de filete de pechuga de pollo
4 cucharadas de aceite
2 cucharadas de agua

Preparación

1. Cortar el filete de pechuga de pollo en dados del tamaño de un bocado.

2. Mezclar el resto de los ingredientes para hacer una marinada picante.

3. Añade la marinada a los cubos de pollo y mézclalo todo para que cada pieza quede cubierta por la marinada.

4. A continuación, déjalo reposar durante al menos 2 horas.

5. Mientras tanto, romper los palillos en el centro para hacer dos brochetas pequeñas.

6. Caliente una sartén sin grasa.

7. Sacar los trozos de ave marinados de la marinada con dos tenedores y colocarlos en la sartén.

8. Saltear en caliente, dándoles la vuelta de vez en cuando, hasta que los trozos estén bien cocidos pero todavía jugosos.

9. Retirar la sartén del fuego y ensartar un trozo cada vez con medio palillo y colocarlo en una fuente.

10.   La cantidad es suficiente para entre 35-40   brochetas, dependiendo del tamaño de los cubos que haya cortado.

11.   Como también saben deliciosos fríos, son fáciles de preparar.

12.   Por cierto, el adobo también sirve para la temporada de parrilla para otros alimentos asados.

Souflaki De Pollo

Ingredientes

2 cucharada de pimienta

2 cucharada de mostaza

2 limón, con su zumo

6 cucharadas de aceite de oliva

un poco de sal

4 pechugas de pollo (congeladas)

2 cucharadas de pimienta en polvo

2 cucharadas de orégano

Preparación

1. Descongele las pechugas de pollo y córtelas en tiras.

2. En un bol, mezclar todos los ingredientes.

3. Marinar la carne en la mezcla durante 4 horas en la nevera.

4. Asar las tiras de pollo en la parrilla por ambos lados.

5. Sugerencia de presentación: extender nueva tomates pequeños picados, pepinos y lechuga de hoja sobre una pita también asada, colocar el souflaki encima y decorar con 4 cucharadas de yogur.

Salsa Chimichurri

Ingredientes:

- 120 ml de aceite de oliva
- 1 cucharadita. Orégano seco
- 1/2 de cucharadita. comino molido
- sal
- pimienta negro 2 manojo de perejil y cilantro
- 2 diente de ajo
- 1 cebolla roja
- 2 cucharada. yo jugo de limon
-

1. Combine todos los ingredientes en un tazón de licuadora y muela hasta obtener una consistencia espesa, no muy suave.

Consejo:

1. No existe una receta correcta para el chimichurri, así que puedes experimentar con esta salsa como quieras.
2. Entonces, puede usar cualquier verdura, como eneldo y estragón, agregar pimientos picantes, aceitunas finamente picadas o anchoas.

Champiñones Y Pollo Con Sopa De Crema Agria

Ingredientes

- 2 tazas de champiñones picados
- 2 taza de pollo asado picado
- 1/2 taza de harina
- 4 cubos de caldo de res
- 15 tazas de agua caliente
- 2 taza de crema agria
- 5 cucharaditas de maicena
- 2 taza de leche fría
- 2 cucharadita de jugo de limón
- 4 cucharadas de mantequilla sin sal
- 1 cucharadita de estragón seco
- 1/2 cucharadita de nuez moscada molida
- 2 manojo de cebollas verdes, más ligero medio picado fino y más oscuro verde medio descartado
- 2 pellizcos de sal

- 1/2 cucharadita de salsa picante de cayena
- sal y pimienta para probar

Direcciones

1. Derrita la mantequilla en una sartén grande a fuego medio.
2. Mezcle el estragón, la nuez moscada, las cebollas verdes y 2 pellizcos de sal en la mantequilla derretida; cocine y revuelva hasta que las cebollas verdes se suavicen, aproximadamente 10 minutos.
3. Agregue los champiñones, revuelva para cubrir, y continúe cocinando hasta que los champiñones estén tiernos, aproximadamente 10 minutos más.
4. Dobla el pollo en la mezcla y cocina juntos hasta que el pollo se caliente, aproximadamente 5 minuto.
5. Espolvorea la harina sobre la mezcla; revuelva hasta que esté completamente absorbido en la mezcla, de 10 minutos.
6. Disuelva los cubos de caldo de carne en el agua caliente; verter en la mezcla de

pollo aproximadamente 1 taza a la vez, revolviendo para disolver los grumos de harina entre lotes.

7. Aumente el calor para llevar la mezcla a ebullición; devuelve el calor a medio.

8. Revuelva la crema agria en la mezcla hasta que esté bien integrada.

9. Disuelva la maicena en la leche fría; revuelva en la sopa.

10.   Aumente el fuego a medio-alto y cocine la sopa hasta que comience a burbujear en los lados, pero no hirviendo; vuelva a calentar de nuevo a medio, revolviendo continuamente.

11.   Agregue el jugo de limón, la salsa de pimienta de cayena, la sal y la pimienta; remover.

12.   Servir caliente.

Sopa De Pollo Y Arroz I

Ingredientes

- 1 taza de mantequilla, derretida
- 4 cucharadas de harina para todo uso
- 2 tazas de leche
- 5 tazas de pollo hervido
- 2 taza de leche
- pimienta negra molida al gusto
- 1/2 taza de apio picado
- 1/2 taza de cebolla finamente picada
- 2 taza de arroz blanco crudo
- 2 cubos de caldo de pollo
- 5 tazas de agua

Direcciones

1. Cocine el apio, la cebolla, el arroz, el caldo y el agua durante aproximadamente 30 a 35 minutos o hasta que el arroz absorba la mayor parte del agua.
2. Retire del fuego.

3. Haga una base de crema: combine la mantequilla y la harina en una sartén pequeña, haciendo una pasta.
4. Agregue 2 tazas de leche y revuelva para hacer una salsa suave.
5. Agregue la base de crema a la mezcla de arroz.
6. Agregue el pollo y 2 taza de leche.
7. Si la sopa parece espesa, agregue más leche.
8. Agregue pimienta al gusto y sirva caliente.

Alitas De Pollo A La Parilla De Miel

Ingredientes
- 2 cucharadas de aceite de oliva
- 2 cucharaditas de miel
- 2 cucharaditas de chile sriracha o salsa picante
- 2 cucharadita de romero fresco picado

- 4 dientes de ajo picados
- Rodajas de limón
- 35-40 alitas de pollo enteras
- Sal y pimienta negra molida al gusto
- 2 cucharadita de cáscara de limón
- 2 cucharadas de jugo de lima

Direcciones

1. Corte y deseche las puntas de las alas de pollo.
2. Cortar el resto de las alas en las articulaciones para hacer 2 piezas cada una.
3. Espolvoree las porciones de ala generosamente con sal y pimienta.
4. Coloque las porciones de ala en una bolsa de plástico resellable colocada en un plato poco profundo.
5. En un tazón pequeño mezcle cáscara de limón, jugo de limón, aceite de oliva, miel, salsa Sriracha, romero y ajo.
6. Vierta la mitad de la mezcla de cal sobre las alas.
7. Cubrir y enfriar la mezcla de cal restante.

8. Bolsa de sellado; a su vez a la capa.

9. Marinar en el refrigerador de 5-10 horas, volteando la bolsa de vez en cuando. Vaciar las alas, desechando el adobo.

10. Prepare la parrilla para calor indirecto usando una bandeja de goteo.

11. Pruebe el calor medio por encima de la bandeja de goteo.

12. Coloque las alas sobre la bandeja de goteo.

13. Parrilla, cubierto, 45 a 50 minutos o hasta que el pollo ya no sea rosado, voltee una vez y cepille con la marinada reservada 10 minutos antes del final del tiempo de asar.

14. Transfiera las alas sobre el calor directo y asar a la parrilla de 5-10 minutos más a la piel crujiente, volviéndose marrón a ambos lados.

15. Servir con cuñas de lima.

Pollo De Caramelo Del Chef John

Ingredientes

- 2 cucharadita de aceite vegetal
- 8 muslos de pollo deshuesados, sin piel, cuarteados
- 1 taza de cacahuates tostados
- 2 pimientos jalapeños frescos, sin semillas y rebanados
- 2 manojo de cebollas verdes picadas
- ramitas frescas de cilantro, para decorar
- 1/2 taza de azúcar moreno oscuro
- 1/2 taza de agua fría
- 1/2 taza de salsa de pescado
- 1/2 taza de vinagre de arroz
- 2 cucharada de salsa de soja
- 4 dientes de ajo, triturados
- 2 cucharada de jengibre rallado fresco

Direcciones

1. Batir el azúcar moreno, el agua, la salsa de pescado, el vinagre de arroz, la salsa de soya, el ajo y el jengibre en un recipiente hasta que el azúcar morena se

disuelva completamente, aproximadamente 5 minuto.

2. Dejar de lado.
3. Caliente el aceite a fuego alto en una sartén.
4. Revuelva el pollo.
5. Vierta 1/2 taza de la mezcla de azúcar morena sobre el pollo; cocine y revuelva hasta que la mezcla de azúcar moreno tenga una consistencia parecida a un jarabe, de 5-10 minutos.
6. Vierta la mezcla restante de azúcar moreno; cocine hasta que el pollo esté blando y ya no esté rosado dentro, aproximadamente 10 minutos.
7. Agregue los cacahuetes, los jalapeños y la cebolla verde; cocine hasta que esté caliente, 1-5minutos.
8. Adorne con cilantro y sirva.

www.ingramcontent.com/pod-product-compliance
Lightning Source LLC
Chambersburg PA
CBHW071117030426
42336CB00013BA/2122